Ein langes Leben ist möglich
Ernährung durch Spucke und Sonnenlicht

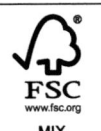

Mutter Hautberg

Ein langes Leben ist möglich

Ernährung durch Spucke und Sonnenlicht

Bibliografische Information der Deutschen Nationalbibliothek
Die Deutsche Nationalbibliothek verzeichnet diese Publikation in der Deutschen Nationalbibliografie; detaillierte bibliografische Daten sind im Internet über http://dnb.d-nb.de abrufbar.

ISBN 9783755793298

11,99 Euro

Sie möchten über 100 Jahre alt werden und ein gesundes, nachhaltiges und glückliches Leben führen?

Nichts leichter als das. Gott hat in die Mitte unseres Sonnensystems die Sonne geschraubt. Diese versorgt uns mit Nahrung, Wärme, Licht, Glück, Liebe und Gottes Segen.

Es bedarf nicht mehr außer Spucke.

Spucke ist das Bindemittel zwischen Sonne, Gott und Mensch.

Dieses Buch gibt Dir mehrere Tipps an die Hand, wie Du mit diesem Wissen Energie aus dem All erhältst. Du kannst alleine leben durch Sonne und Spucke.

Es ist ein Naturgesetz.

Mutter Hautberg

1. Tipp

Zur Mittagssonne auf freie Fläche, Zunge hinaus und mindestens 20 Minuten so verharren.

2. Tipp

Wenn es bewölkt ist, einfach ein Sonnenblumenfeld aufsuchen, schauen wo sie hinschauen und dort die Zunge hinrichten. 20 Minuten.

3. Tipp

Sowieso gilt: 20 Minuten Sonnenkontakt
mit Zunge

4. Tipp

Erfahrene Speichelsonnis können auch
Energie durch Verspuckung sammeln.
Vielleicht kennt ihr so Leute, die auf der
Straße ausspeien. Sie bauen sozusagen
kleine Nester, die als mehrere kleine
Zungen dienen. Die Energien gehen
dann automatisch an den Erbgutträger
der Spucke

5. Tipp

Gold ist gespeicherte Sonne

6. Tipp

Auf der Sonne gibt es wenig bis keine
Wasserwesen. Wichtig zu wissen! Und
doch ist Speichel die Verbindung.

7. Tipp

Wenn man jemandem einen Zungenkuss gibt, so verglückt es beim ersten Mal immer. Es ist ein magischer Moment bei dem zwei Sonnen sich miteinander verbinden. Denn jeder hat seine eigene Realität. An den Zungen sind diese offen. Die Energie ist gewaltig. Deswegen haben sehr viele Verliebte tagelang keinen Hunger.

8. Tipp

Da, wo pure Spucke ist, ist null Blut

9. Tipp

Man feile die Zunge vor dem Spiegel.
Dies lässt sie wachsen.

10. Tipp

Zungenwickel mit Seiten aus der Bibel.
Dies verstärkt die Verbindung und somit
die bessere Aufnahme.

11. Tipp

Sobald Du morgens erwachst speie
einen Sprühspuckenebel in die Luft und
laufe hindurch. Es energetisiert und legt
einen Schutzschirm um Dich.

12. Tipp

Wasser ist toll. Speichel ist besser!

13. Tipp

Beschau Deinen eigenen Speichel
einmal genauer. Siehst Du die kleinen
Stückchen darin? Das sind Gottesfunken
ummantelt mit Deinem Fleisch.

14. Tipp

Wenn Du zu viel Energie in Dir hast,
spucke in ein Döschen und verwahre es.
Irgendwann kannst Du auf diese Energie
zurückgreifen.

15. Tipp

Sprich ruhig mit anderen Menschen über Deine neue Ernährung. Sie werden Dich nicht nur verstehen, sie werden es Dir ansehen.

16. Tipp

Mit dem restlichen Körper kannst Du nur Sonne aufnehmen, wenn Du diese angeleckt hast.

17. Tipp

Ein Haustier kannst Du nicht auf Spucke
und Sonne umstellen.

18. Tipp

8 Liter Wasser mit einem Tropfen Speichel
versetzen und in die Sonne stellen.
So entsteht Ambrosia für kleine Tiere,
Vögel und mehr.
Diese verursachen Glücksgefühle, wenn
Du sie beobachtest und es verjüngt.